中华医学会灾难医学分会科普教育图书

图说灾难逃生自救丛书

极端高温

丛书主编　刘中民
分册主编　赵中辛

绘　图
11m数字出版

人民卫生出版社

图书在版编目（CIP）数据

极端高温 / 赵中辛主编 . —北京：人民卫生出版社，
2013

（图说灾难逃生自救丛书）

ISBN 978–7–117–19705–2

Ⅰ. ①极…　Ⅱ. ①赵…　Ⅲ. ①中暑 – 自救互救 – 图解
Ⅳ. ①R594.1–64

中国版本图书馆 CIP 数据核字（2014）第 204217 号

人卫社官网　www.pmph.com	出版物查询，在线购书	
人卫医学网　www.ipmph.com	医学考试辅导，医学数据库服务，医学教育资源，大众健康资讯	

图说灾难逃生自救丛书

极 端 高 温

主　　编：赵中辛
出版发行：人民卫生出版社（中继线 010-59780011）
地　　址：北京市朝阳区潘家园南里 19 号
邮　　编：100021
E - mail：pmph @ pmph.com
购书热线：010-59787592　010-59787584　010-65264830
印　　刷：北京铭成印刷有限公司
经　　销：新华书店
开　　本：710×1000　1/16　　印张：4
字　　数：76 千字
版　　次：2014 年 10 月第 1 版　2019 年 2 月第 1 版第 3 次印刷
标准书号：ISBN 978-7-117-19705-2/R · 19706
定　　价：25.00 元

打击盗版举报电话：**010-59787491　E-mail：WQ @ pmph.com**
（凡属印装质量问题请与本社市场营销中心联系退换）

丛书编委会

王一镗　　王立祥　　叶泽兵　　田军章　　刘中民　　刘晓华

孙志杨　　孙海晨　　李树峰　　邱泽武　　宋凌鲲　　张连阳

周荣斌　　单学娴　　宗建平　　赵中辛　　赵旭东　　侯世科

郭树彬　　韩　静　　樊毫军

夏日炎炎，骄阳似火。

高温中暑，重在预防。

我国地域辽阔,人口众多。地震、洪灾、干旱、台风及泥石流等自然灾难经常发生。随着社会与经济的发展,灾难谱也有所扩大。除了上述自然灾难外,日常生产、生活中的交通事故、火灾、矿难及群体中毒等人为灾难也常有发生。中国已成为继日本和美国之后,世界上第三个自然灾难损失严重的国家。各种重大灾难,都会造成大量人员伤亡和巨大经济损失。可见,灾难离我们并不遥远,甚至可以说,很多灾难就在我们每个人的身边。因此,人人都应全力以赴,为防灾、减灾、救灾作出自己的贡献成为社会发展的必然。

灾难医学救援强调和重视"三分提高、七分普及"的原则。当灾难发生时,尤其是在大范围受灾的情况下,往往没有即刻的、足够的救援人员和装备可以依靠,加之专业救援队伍的到来时间会受交通、地域、天气等诸多因素的影响,难以在救援的早期实施有效救助。即使专业救援队伍到达非常迅速,也不如身处现场的人民群众积极科学地自救互救来得及时。

为此,中华医学会灾难医学分会一批有志于投身救援知识普及工作的专家,受人民卫生出版社之邀,编写这套《图说灾难逃生自救丛书》,本丛书以言简意赅、通俗易懂、老少咸宜的风格,介绍我国常见灾难的医学救援基本技术和方法,以馈全国读者。希望这套丛书能对我国的防灾、减灾、救灾工作起到促进和推动作用。

刘中民 教授

同济大学附属上海东方医院院长

中华医学会灾难医学分会主任委员

2013 年 4 月 22 日

我国现代灾难医学救援提倡"三七分"的理论：三分救援，七分自救；三分急救，七分预防；三分业务，七分管理；三分战时，七分平时；三分提高，七分普及；三分研究，七分教育。灾难救援强调和重视"三分提高、七分普及"的原则，即要以三分的力量关注灾难医学专业学术水平的提高，以七分的努力向广大群众宣传普及灾难救生知识。以七分普及为基础，让广大民众参与灾难救援，这是灾难医学事业发展之必然。也就是说，灾难现场的人民群众迅速、充分地组织调动起来，在第一时间展开救助，充分发挥其在时间、地点、人力及熟悉周围环境的优越性，在最短时间内因人而异、因地制宜地最大程度保护自己、解救他人，方能有效弥补专业救援队的不足，最大程度减少灾难造成的伤亡和损失。

为做好灾难医学救援的科学普及教育工作，中华医学会灾难医学分会的一批中青年专家，结合自己的专业实践经验编写了这套丛书，我有幸先睹为快。丛书目前共有 15 个分册，分别对我国常见灾难的医学救援方法和技巧做了简要介绍，是一套图文并茂、通俗易懂的灾难自救互救科普丛书，特向全国读者推荐。

王一镗

南京医科大学终身教授

中华医学会灾难医学分会名誉主任委员

2013 年 4 月 22 日

随着全球气候变暖，每年夏季我们都要面对极端高温的考验。极端高温是指环境温度持续高于 35℃的状况，是一种常见的自然灾害。它所导致的高温中暑对工农业生产活动、老百姓的身体健康危害极大。及时、有效地防治高温中暑，对保障民众的身体健康十分重要。可是，对于如何防暑降温、如何急救中暑患者的常识，老百姓往往了解不多或者说很不全面。有鉴于此，中华医学会灾难医学分会专家编写了这套《图说灾难逃生自救丛书》。本册介绍了中暑的发病机制、临床表现及常用预防治疗方法。希望本书的发行能对高温中暑的预防、治疗起到指导和推动作用。

赵中辛

同济大学附属东方医院教授

中华医学会灾难医学分会秘书长

2014 年 8 月 10 日

目 录

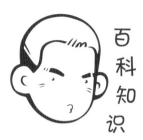

百科知识

2013 年极端高温

　　2013 年全球多个国家出现极端高温气候。我国江南、江淮、江汉及重庆等地出现大范围高温天气,持续时间长、覆盖范围广、强度大、影响重,部分地区高温持续的时间和强度都突破了历史纪录。中国气象局宣布启动重大气象灾害(高温)Ⅱ级应急响应。这是自气象灾害应急预案制定以来气象部门首次启动高温应急响应。

认 识 中 暑

　　中暑是指因高温引起的人体体温调节功能失调,体内热量过度积蓄,从而引发神经系统受损的一种疾病。从病因上来说,中暑是一种物理条件(高温)致病的疾病。因此,中暑有特定的发病季节和环境,最常见的发病季节是夏季,最常见的发病环境是各种高温环境,例如炼钢炉周围等。不要小看中暑,重症中暑是一种致命性疾病,病死率很高。因此,了解中暑有助于及时识别、帮助中暑者,使他们脱离危险。

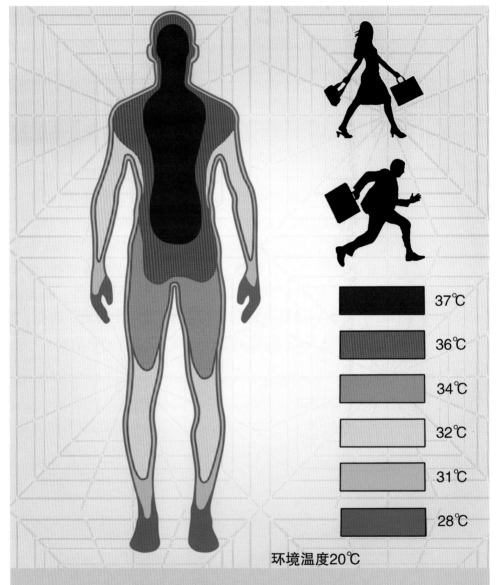

环境温度20℃

正常情况下,人体的温度为36~37℃。

人体的温度是相对恒定的,正常人在24小时内体温略有波动,一般相差不超过1℃。生理状态下,早晨体温略低,下午略高。运动、进食后,女性月经期前或妊娠期时体温稍高,而老年人体温偏低。

人体的体温必须维持在一个相对稳定的范围内,才能维持正常的生理功能。

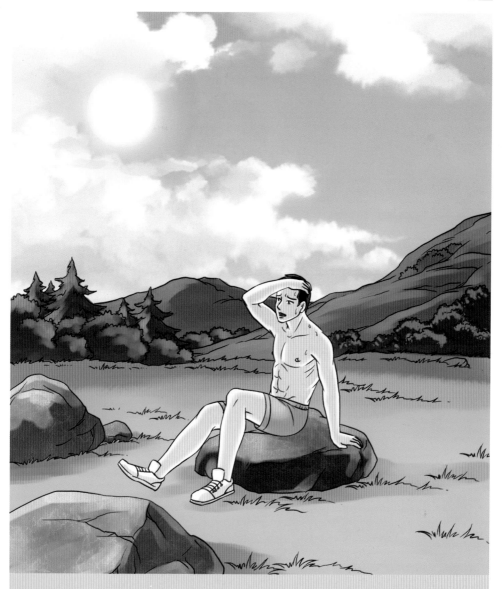

　　人体有完善的体温调节机制,能在环境温度变化的情况下保持体温的相对稳定。当环境温度为 21℃时,大部分的体热靠辐射、传导和对流的方式散热,少部分的体热则由蒸发散热;当环境温度升高时,皮肤和环境之间的温度差变小,辐射、传导和对流的散热量也会相应减小,而蒸发散热的作用则增强;当环境温度等于或高于皮肤温度时,辐射、传导和对流的散热方式将不起作用,此时蒸发就成为机体唯一的散热方式。

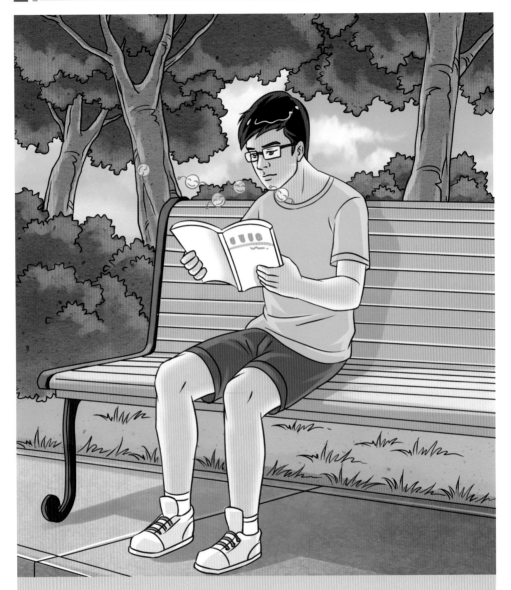

人体蒸发散热有两种形式:即不感蒸发和发汗。

人体即使处在低温中,体表没有汗液分泌时,皮肤和呼吸道依旧会不断有水分渗出,然后蒸发掉,这种水分蒸发称为不感蒸发,其中皮肤的水分蒸发不为人们所察觉,又称为不显汗。人体 24 小时的不感蒸发量为 400~600 毫升。婴幼儿不感蒸发的速率比成人高,因此,在缺水时婴幼儿更容易造成严重脱水。不感蒸发是一种很有成效的散热途径。

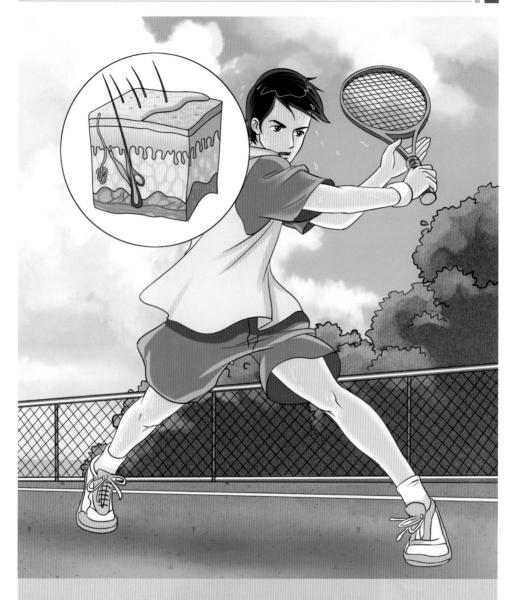

　　发汗是可以察觉的汗液分泌，又称为可感蒸发。人在安静状态下，当环境温度达 30℃左右时便会开始发汗。如果空气湿度大，并且着衣较多时，环境温度达 25℃便可引起人体发汗。

　　汗液中水分占 99%，固体成分不到 1%。在固体成分中，大部分为氯化钠，也有少量氯化钾、尿素等。

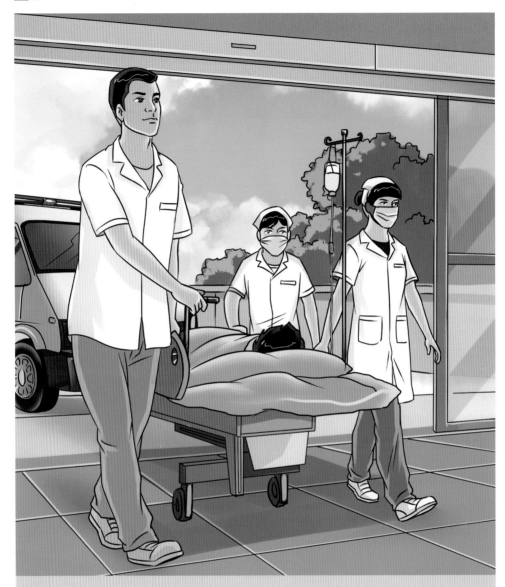

中暑是一种可能威胁生命的急症,若不及时处理,可引起抽搐、器官功能障碍,甚至死亡。当人体的中心体温达 41℃时,会产生不可逆的伤害。

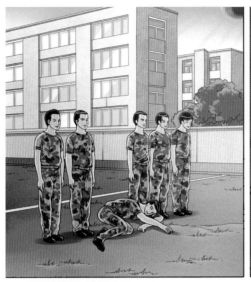
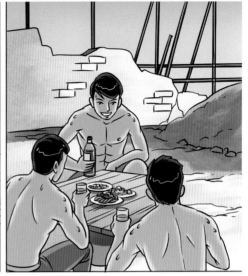
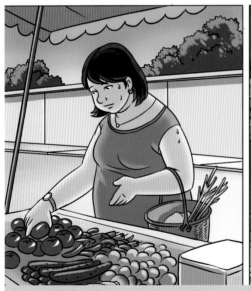
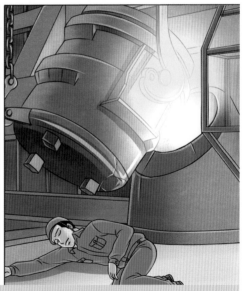

◉ **什么条件下容易发生中暑**

中暑常常发生在高温和高湿环境中,对高温、高湿环境的适应能力不足是导致中暑的主要原因。

除了高温、高湿、烈日暴晒等直接原因外,工作强度过大、工作时间过长、睡眠不足、过度疲劳、过量运动,且无充分防暑降温措施时,也极易发生中暑;饮酒以及服用镇静类药物,也会因为散热障碍而导致中暑;此外,过度肥胖以及衣服透气不良,加之环境温度和湿度过高,也会导致中暑。

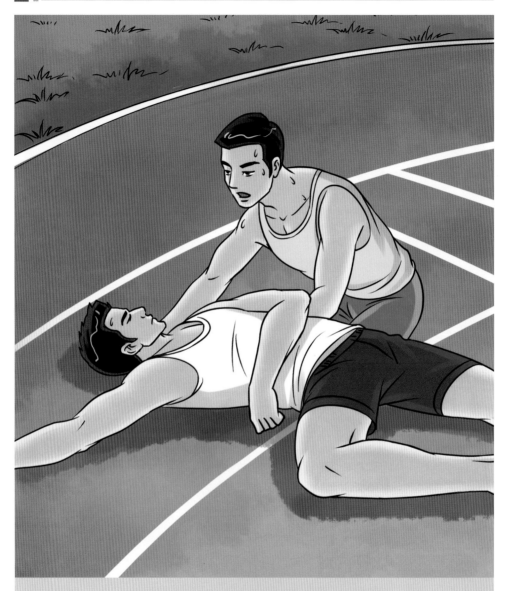

　　根据中暑程度的轻重,可分为先兆中暑、轻症中暑和重症中暑,它们之间的关系是渐进的。

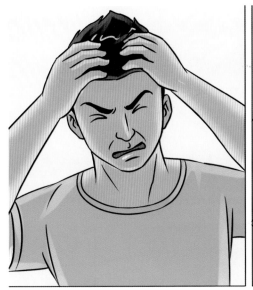
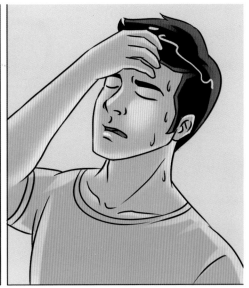
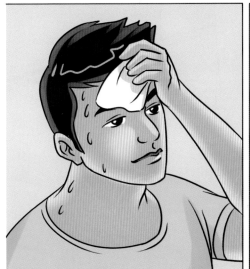
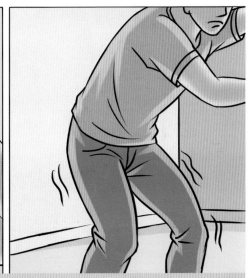

◉ **先兆中暑**

如果在高温环境下，出现头痛、头晕、口渴、多汗、四肢无力发酸、注意力不集中或动作不协调等症状，而体温正常或略有升高，此时要小心先兆中暑。

此时，如果能及时将中暑人员转移到阴凉通风处，并补充水和盐分，短时间内即可恢复。

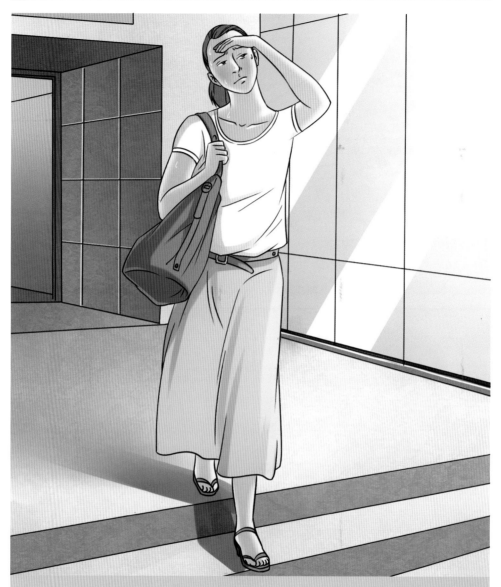

◉ **轻症中暑**

体温往往在38℃以上,除头晕、口渴外,还伴有面色潮红、大量出汗、皮肤灼热等表现,或出现四肢湿冷、面色苍白、血压下降及脉搏增快等,此时要小心轻症中暑。

此期如及时处理,中暑人员往往可于数小时内恢复。

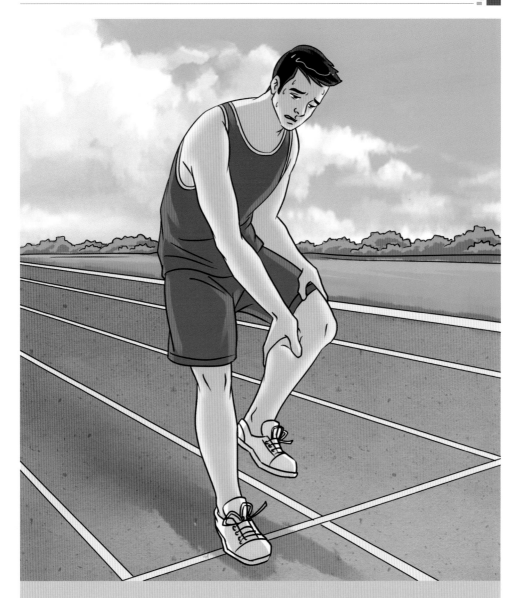

◉ **重症中暑**

　　重症中暑是中暑中情况最严重的一种,如不及时救治将会危及生命。这类中暑又可分为三种类型:热痉挛、热衰竭和热射病。

　　（1）**热痉挛**:多发生于大量出汗、口渴、饮水多而盐分补充不足时,此时肌肉会突然出现阵发性痉挛。

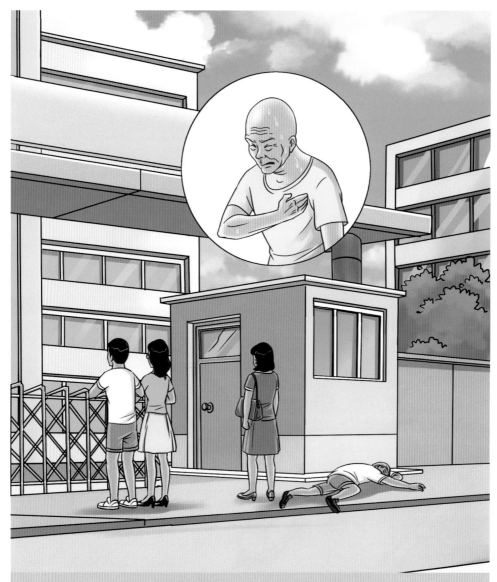

　　（2）**热衰竭**:常发生于老年人、儿童及慢性病患者。可出现头晕、头痛、无力、恶心、呕吐、心率增快、血压下降、晕厥。此时的体温正常或稍微偏高。

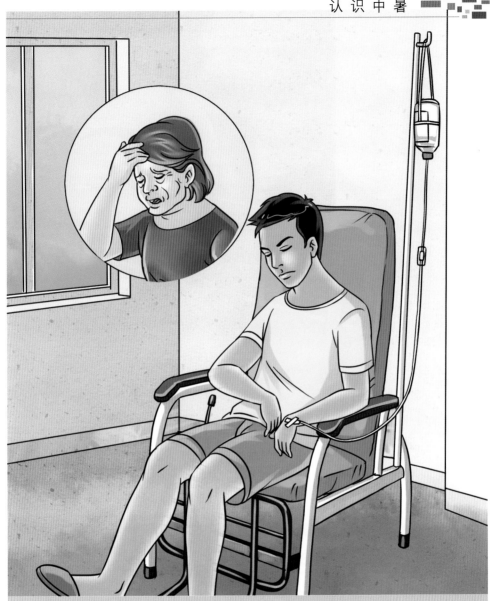

（3）热射病

1）**非劳力性热射病**：多见于居住在通风不良环境中的老年人、产妇及行动不便、瘫痪的患者等。多数人无汗，皮肤干热且发红，病初可表现为行为异常，继而会出现昏迷。

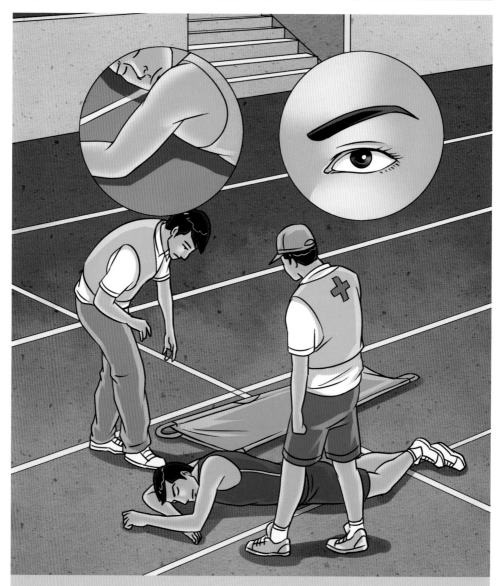

　　2）劳力性热射病：多见于青壮年人群，如果在高温环境中从事体力劳动的时间较长，身体产热过多，而散热不足，可导致体温急剧升高。早期有大量冷汗，继而无汗，并出现呼吸浅快、脉搏细数、躁动不安、瞳孔缩小、神志模糊及血压下降的症状，逐渐向昏迷伴四肢抽搐发展；严重者可发生脑水肿、肺水肿、心力衰竭等。热射病是危及生命的急症，处理不当可能导致中暑者死亡。

中 暑 预 防

　　对高温、高湿环境适应不充分是中暑的主要原因,在气温较高(超过32℃)、湿度较大(超过60%)和无风的环境中,长时间工作或强体力劳动,又无充分防暑降温措施时,不能对高热环境适应者易出现严重的中暑。易发因素包括:①环境温度过高;②人体产热增加;③散热障碍;④汗腺功能障碍。炎炎夏日,在高温、高湿环境下工作的人,只有掌握了正确预防中暑的方法,才能有效避免中暑的发生。

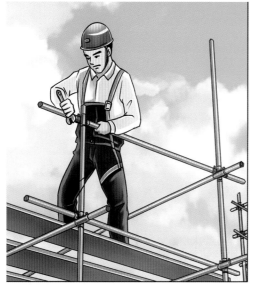

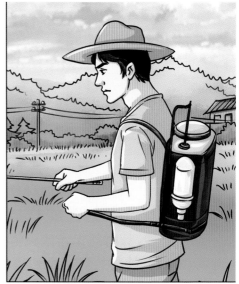

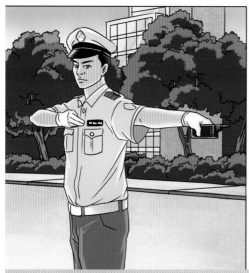

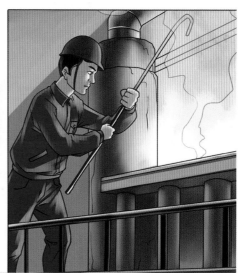

◉ **改善工作条件**

工厂、建筑工地等单位负责人应做好在高温天气下的工作安排,让员工充分休息,避免其在高温环境下长时间工作,一些工作应尽量安排在夜间。烈日曝晒下,工作强度过大、时间过长、睡眠不足、过度疲劳等均为中暑常见的诱因。适用人群:重体力劳动者,如建筑工人、农民等;长期处于高温环境下者,如夏季烈日下指挥交通的交警、工厂锅炉房工作的工人等。

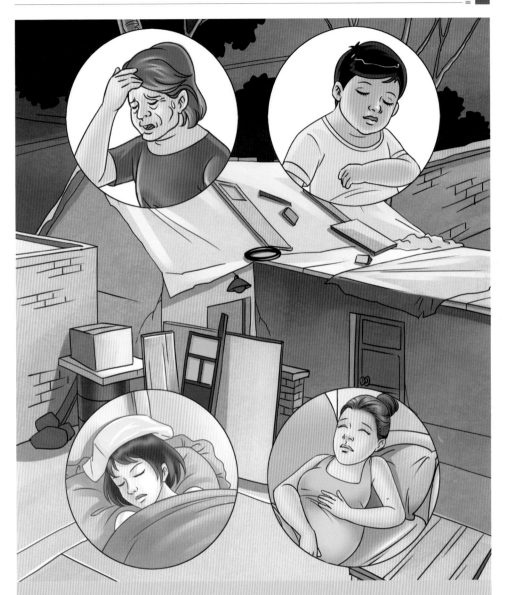

◉ **关注特殊人群**

身体素质较差的人群,如果居住条件差,高温天气时通风不良,容易发生中暑,特别易见于老年人、儿童、孕产妇及某些慢性疾病患者。

老年人由于皮肤汗腺萎缩和循环系统功能衰退,肌体散热不畅;孕产妇因为怀孕或产后体力消耗大,身体虚弱,如果此类人群逗留在通风不良、温度较高的室内,很容易中暑。

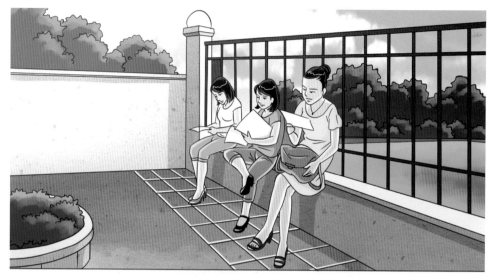

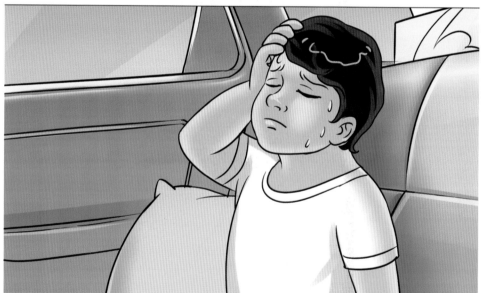

◎ **注意一些特殊情况**

以下情境尤其容易发生中暑,要特别当心。

(1) 每年高考,考场外等待孩子的家长们。

(2) 夏天驾车带孩子出门的父母,下车时把孩子留在熄火的车内。

(3) 秋季开学后参加军训的学生。

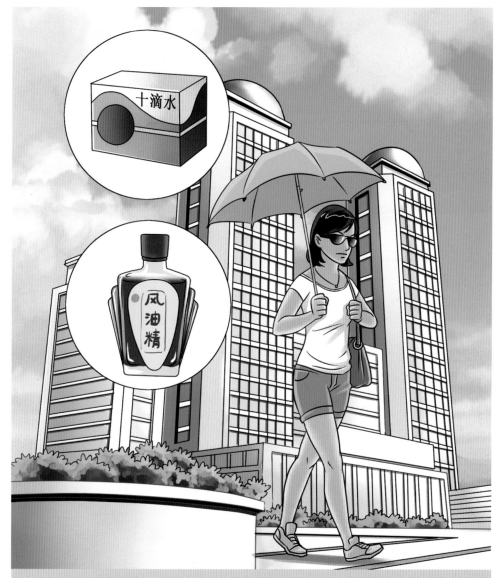

◉ 出行躲避烈日

夏日最好不要在 10 点至 16 点期间在烈日下活动，因为这个时间段的阳光照射最强烈，发生中暑的可能性是其他时段的 10 倍！如果此时必须外出，一定要做好防护工作，如打遮阳伞、戴遮阳帽、戴太阳镜，有条件的最好涂抹防晒霜；并准备充足的水或饮料，随身携带防暑降温药品，如十滴水、仁丹、风油精等，以备不时之需。外出时的衣服尽量选择棉、麻、丝类的材质，应少穿化纤品类服装，以免大量出汗时不能及时散热，引起中暑。

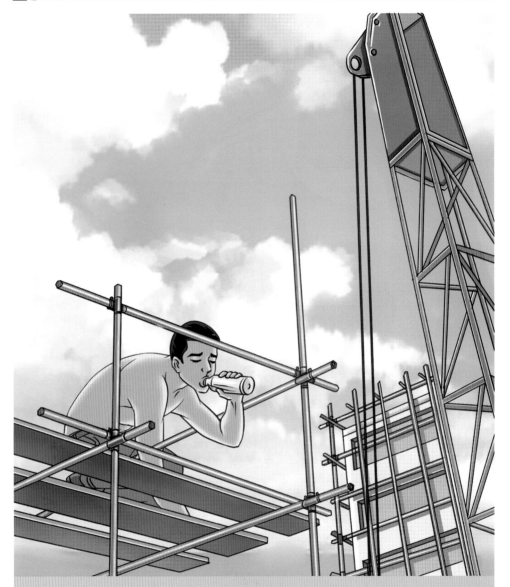

◉ **别等口渴才喝水**

　　夏日应随时补充水分,不要等口渴了才喝水。因为,感到口渴时表示身体已经缺水了。最理想的是根据气温的高低,每天喝 1.5~2 升水。出汗较多时,可适当补充淡盐水,以弥补人体因出汗而失去的盐分。另外,夏季人体容易缺钾,使人感到倦怠疲乏,含钾的茶水是极好的消暑饮品。

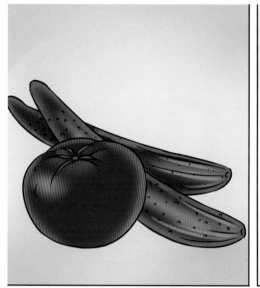

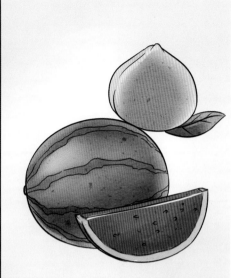

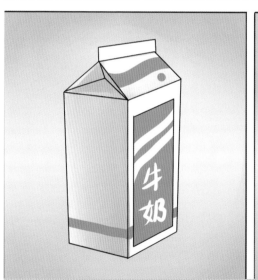

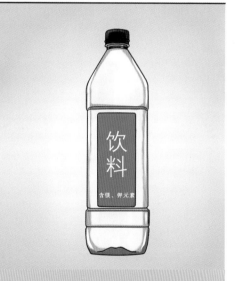

◉ **多食含水量丰富的食物**

夏天应多食生菜、黄瓜、西红柿等含水量较高的蔬菜及新鲜水果,如桃子、杏、西瓜及甜瓜等水分含量为 80%~90%,都可以用来补充水分。另外,乳制品既能补水,又能满足身体的营养之需。在高温环境中工作的人,应适当补充含有钾、镁等元素的饮料。

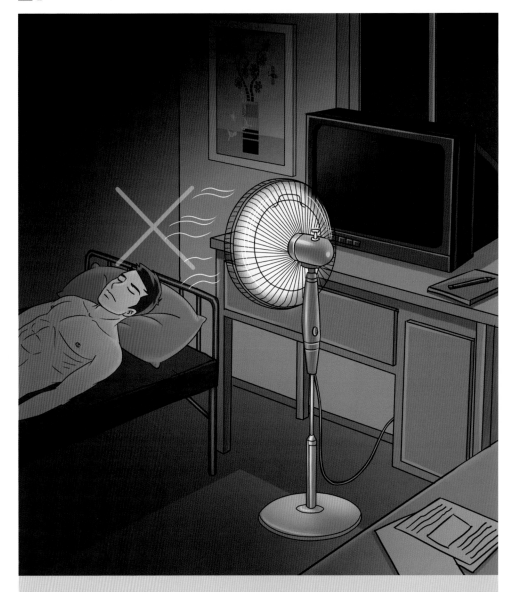

⊙ 保证充足的睡眠

夏天日长夜短、气温高,人体新陈代谢旺盛,消耗也大,容易感到疲劳。充足的睡眠有利于生理功能的恢复,也是预防中暑的措施。最佳就寝时间是 22 点至 23 点,最佳起床时间是 5 点 30 分至 6 点 30 分。睡眠时不要躺在空调的出风口或电风扇下,以免患上空调病或热伤风。

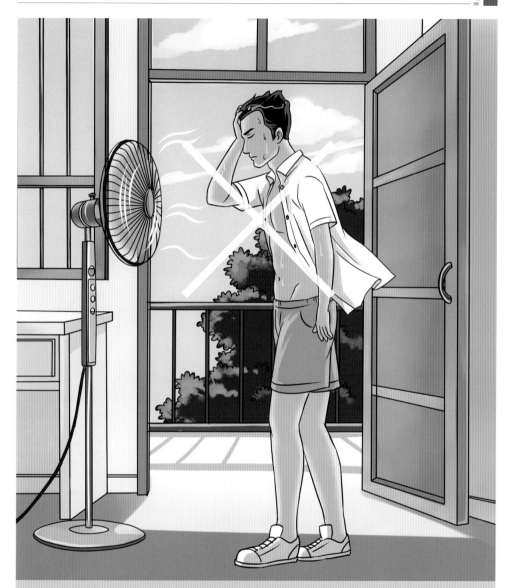

◉ **不要贪凉**

空调室内外温差不宜太大,以不超过 5℃为宜,即使天气再热,空调室内温度也不宜降至 24℃以下。

外出受热归来,忌"快速冷却"。不要立即去吹空调、吹电扇、洗冷水澡。这样会使全身毛孔快速闭合,体内热量难以散发,还会因脑部血管迅速收缩而引起大脑供血不足,使人头晕目眩。

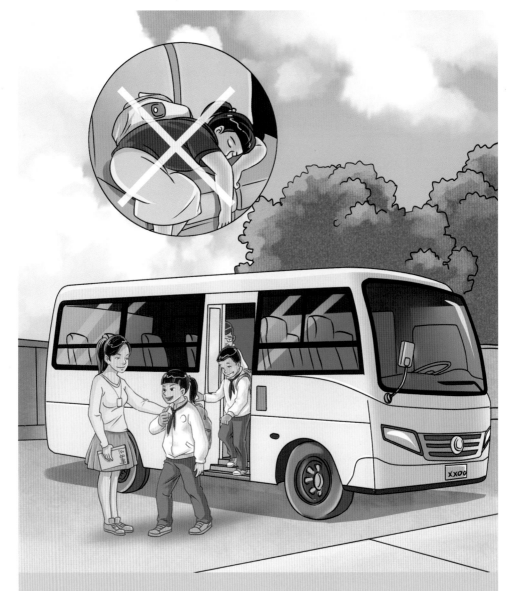

◎ **加强校车安全**

校车司机或老师必须在学生上车、下车时,清点两次人数,避免把儿童遗留在车内。

教训:2013 年 6 月 17 日 8 时许,江西某市一名幼儿园司机,在接幼儿入园后,下车时未核对幼儿人数,也未检查车内情况,将一名 5 岁女童遗忘在车内长达 7 小时,最后该女童因热射病抢救无效死亡。

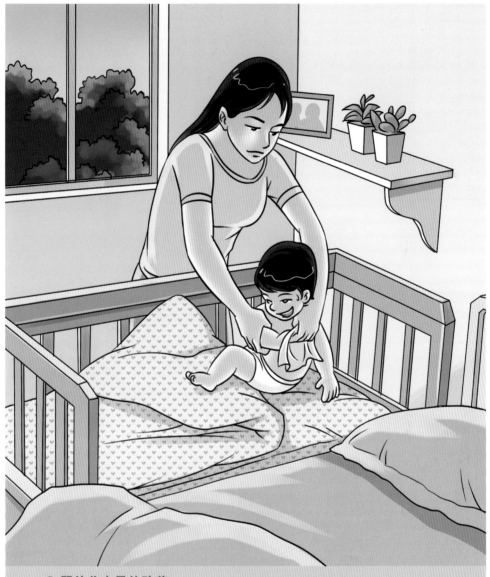

◎ 婴幼儿中暑的防范

　　儿童和婴幼儿体温调节功能和散热功能差,家长要尽量减少孩子在阳光照射强烈的时段进行户外活动。必须外出时,应注意防晒,可选择外擦不含香精、防晒系数低于 15 的防晒乳液。婴幼儿应穿薄的棉质单衣,如果流汗要马上擦干,尽量不用电扇或冷气。避免室内外温差过大,室温最好保持在 25℃左右。适当补充水分,最好饮用一些淡盐水;不要贪食冷饮,否则会导致肠胃疾病;清淡饮食,多食蔬菜和水果。

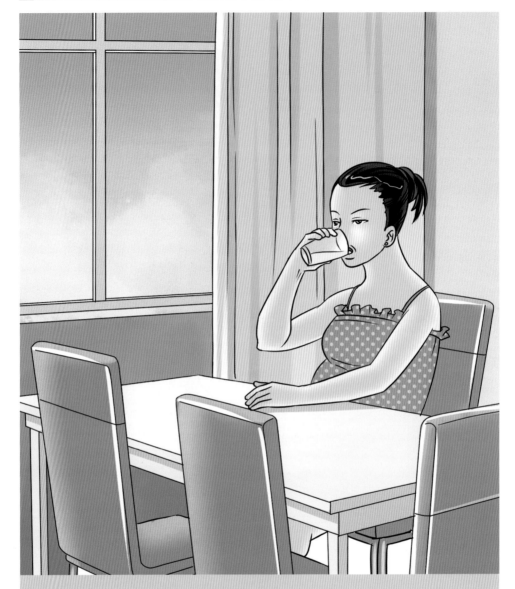

◉ **孕妇中暑的防范**

孕妇应选择穿着凉爽、宽大、棉质的衣服,多吃新鲜蔬菜及豆制品;不要因为过于贪凉而导致感冒发生,此外要保证睡眠。

盛夏时节,孕产妇应尽量减少外出活动。散步或上街购物时要避开高温时段,避免乘坐拥挤的公共交通工具,短时间的外出也要戴上帽子和打遮阳伞。室内空气干燥时,应该在家里放置一盆清水。

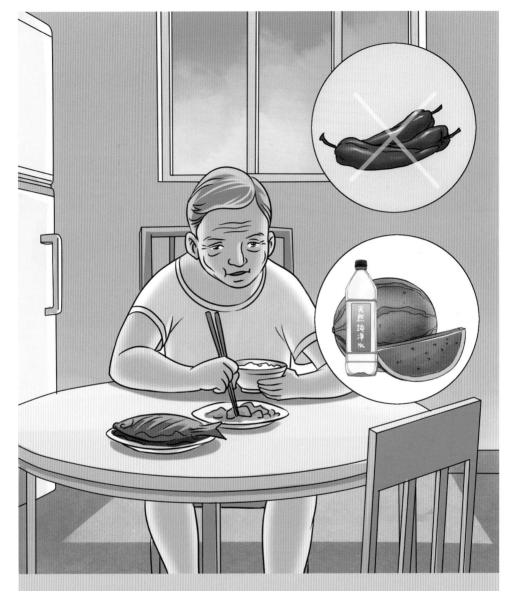

◉ **年老体弱者中暑的防范**

　　老年人体质虚弱,是中暑的高发人群。因此,天气炎热时老人应减少室外活动,更要避免长时间在高温环境或烈日下活动。感觉到热时,一定要借助自然风和地上洒水或使用电风扇、空调来降温。应保证每天不低于 7 小时的睡眠,调整饮食、保护脾胃,少吃辛辣食品,清淡饮食。由于天热汗多,补水显得尤为重要,每天应补充 1.5~2 升的水分。

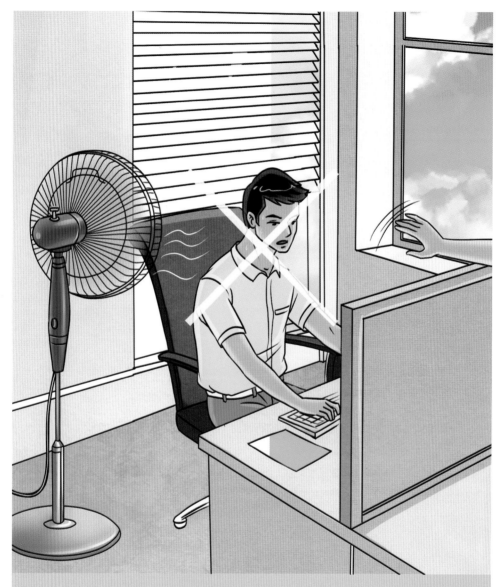

◉ **上班族中暑的防范**

上班族可以享受空调带来的凉爽，但这一人群仍存在着很大的中暑隐患。一旦出现停电或者在室外时间过长，就会出现中暑。这一群人应进行耐热锻炼，每天抽出一定时间到室外活动，主动适应自然气温；在办公室里要多喝水，以补充水分；避免空调或风扇的风对着自己直吹。

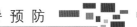

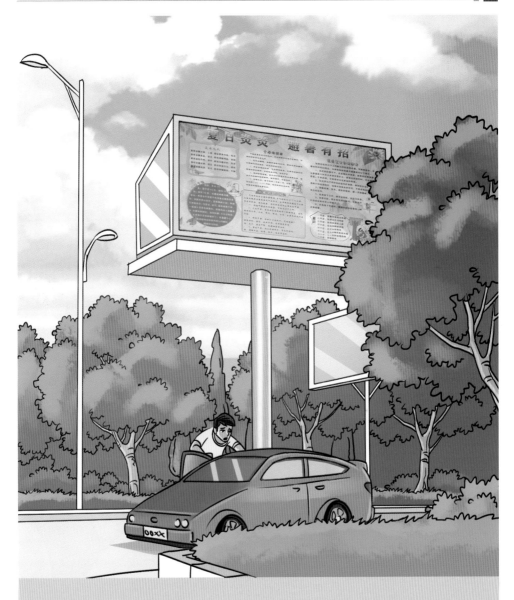

◉ **警惕车内中暑**

　　夏日,室外温度常常超过 40℃,车体遭受太阳曝晒、吸收热量,再加上密不透风,车厢内的温度会更高。所以,当车在烈日下停放一段时间后,驾驶时,最好别立即上车,应打开车门、车窗,让空气对流,待车内温度下降后再进入车内。

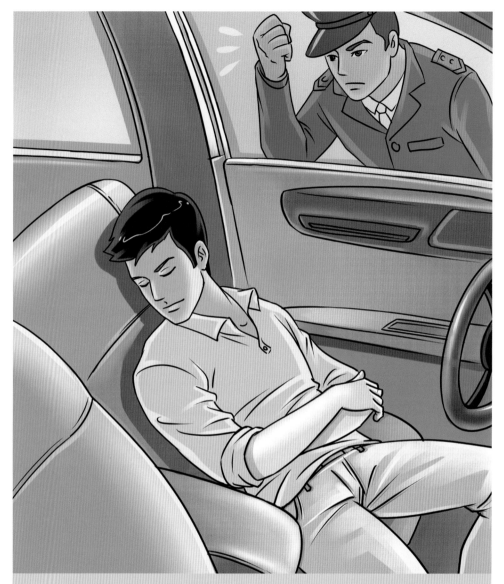

◉ **长途汽车司机中暑的防范**

对于在烈日下出行的长途汽车司机而言,不要长时间在车内开着空调睡觉。因为车辆在停止状态下长时间开空调会导致车内空气难以对流,发动机运转产生的一氧化碳可能聚集在车内引起一氧化碳中毒。

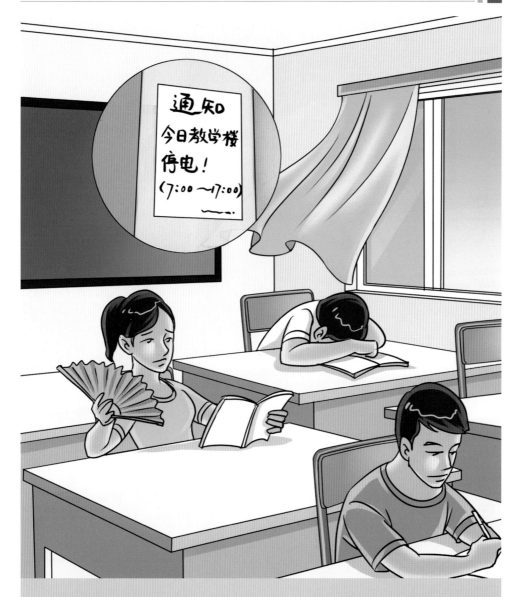

◉ **警惕室内中暑**

　　室内中暑多因内部空气不流通,产热大于散热;同时,经常待在室内的人温度调节功能会较差。夏日炎炎,即使待在家里,如果没使用空调则要时常开窗,并使用风扇让室内有气流交换。若发现自己的身体发热、皮肤发干且发红、体温升高、心跳加快或呼吸加快,就得注意降温以防中暑。

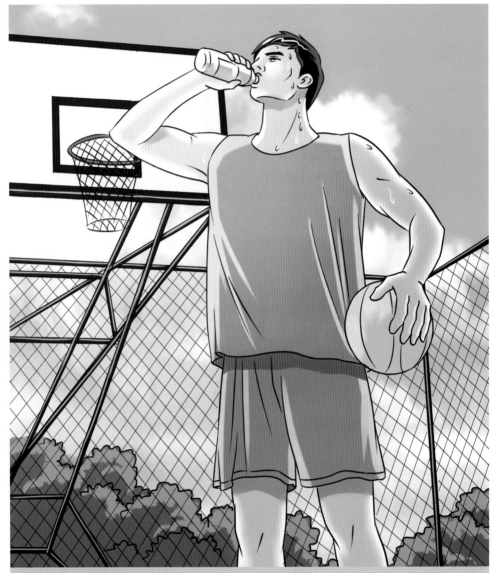

◉ **警惕运动中暑**

　　在炎热的夏季,应避免在高温时段进行长时间、高强度的体育运动,同时注意补充水分。美国运动医学学院推荐,运动前 2 小时最好补充 500 毫升液体,在夏季运动前 2 小时可饮水 750~1000 毫升。一般可以在运动前或夏日出门前,先饮用 200~400 毫升含电解质的液体,运动过程中每隔 15~20 分钟,追加补充 150~250 毫升含电解质的液体,直至运动或出汗停止,余下的补液量可以在 6~12 小时内完成。

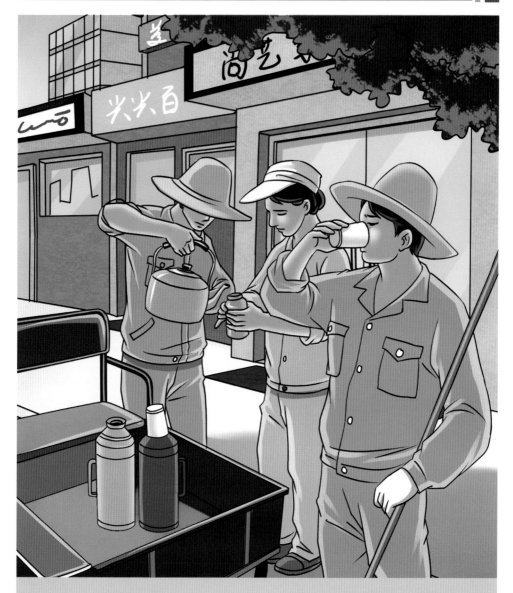

◉ **警惕户外工作中暑**

　　夏日,对体力劳动者来说,户外作业最好戴上遮阳帽,并且不要在阳光下停留太久。如出现中暑的早期症状,应及时撤离高温现场。避免在高温、通风不良处强体力劳动,避免穿不透气的衣服劳动,应饮用含盐饮品以不断补充水和电解质的流失。

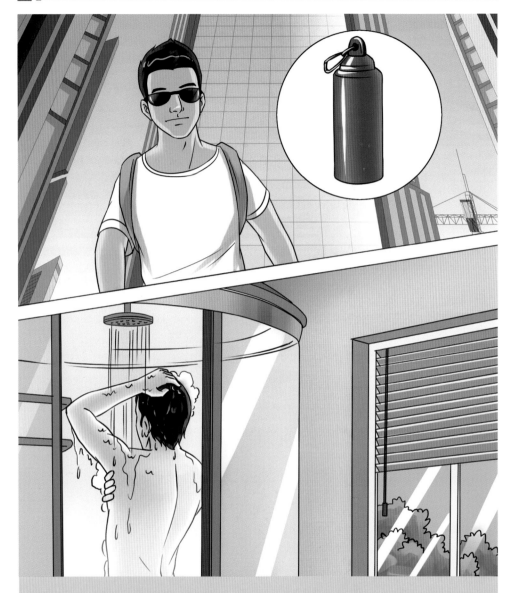

◎ **警惕户外活动中暑**

夏日外出应及时补充水分和电解质。

回家多用温水洗澡,如果感觉身体发热发烫,可用一些藿香正气水、风油精等药品擦拭,蒸发散热。

中暑的救助

高温中暑，在夏季频频发生，严重的时候甚至威胁到我们的生命。除了掌握前面的中暑预防措施外，还需要了解中暑的施救方法。一旦发现或疑诊中暑人员，就能及时开展中暑的救助，使病员转危为安。科学的救助方法不仅有助于正确救助病员，还能避免并发症的发生。

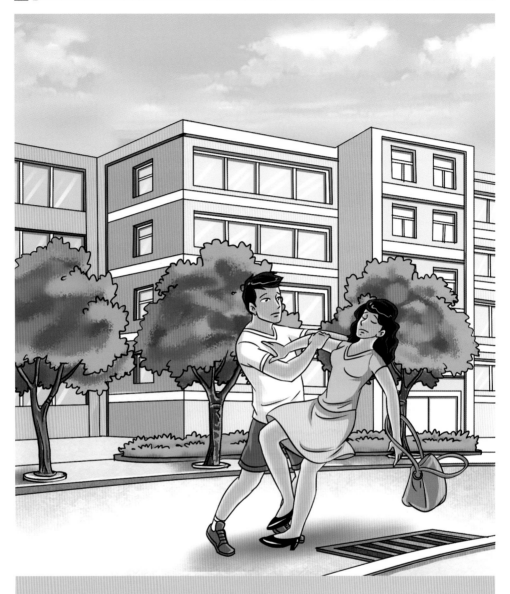

  高温环境下,如出现头痛、头晕、烦躁、口渴、多汗、四肢酸软无力、全身疲乏、心慌心悸、注意力不集中或动作不协调等表现,无论体温是否正常,均应考虑为中暑先兆。

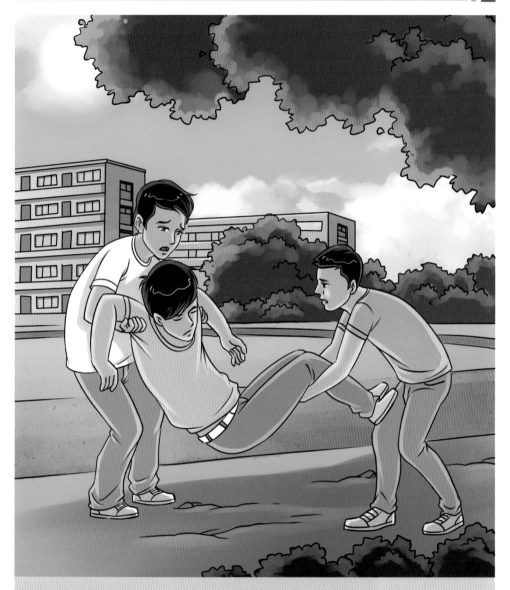

◉ **搬运中暑者**

当发现中暑人员,应当迅速使中暑者脱离高温环境,将其搬至阴凉、通风的地方。

先让中暑者平躺,解开其衣领裤带,以利于其呼吸和散热;然后抬高其双脚,这样有利于增加脑部的血液供应,同时起到散热的作用。

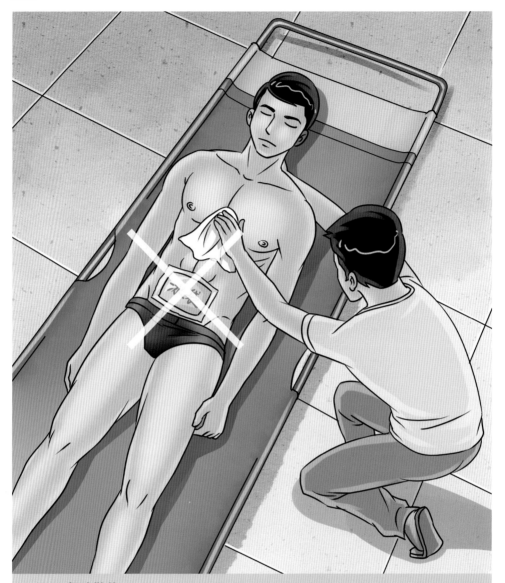

◉ 帮助散热

如果中暑者出现意识障碍,应第一时间拨打急救电话。使用电风扇、空调降低环境温度,并按摩中暑者四肢及躯干,促进循环散热。

用冷水帮中暑者擦身,也可用冷水淋湿的毛巾或用毛巾、衣物等包裹的冰袋、冰块放在中暑者额头、颈部、腋窝或大腿根部腹股沟处等,帮助散热。冰袋切忌直接置于心前区,以免引起心脏骤停。

当中暑者的体温降至 39℃后,应放缓或停止降温。

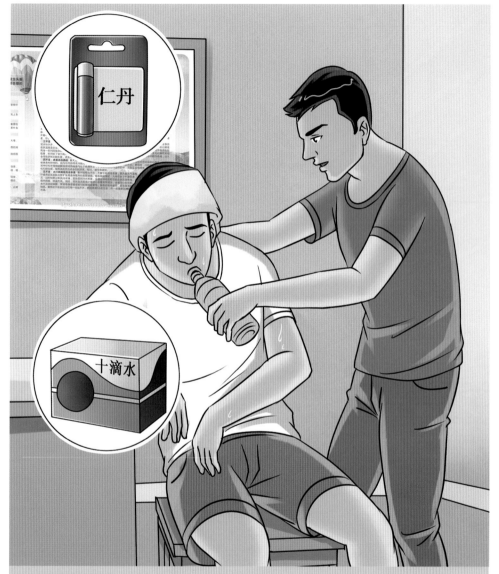

◎ **正确补液**

高温环境下,一旦感到不适时,及时服用仁丹、十滴水、藿香正气水等解暑药,并多喝些淡盐水,以补充流失的体液。

中暑的人应该采取少量、多次饮水的方法,每次饮水量以不超过300毫升为宜,切忌狂饮不止。因为大量饮水不但会冲淡胃液,影响消化功能,还会引起反射性排汗亢进,结果造成体内的水分和盐分大量流失,严重者可导致肌肉痉挛的发生。

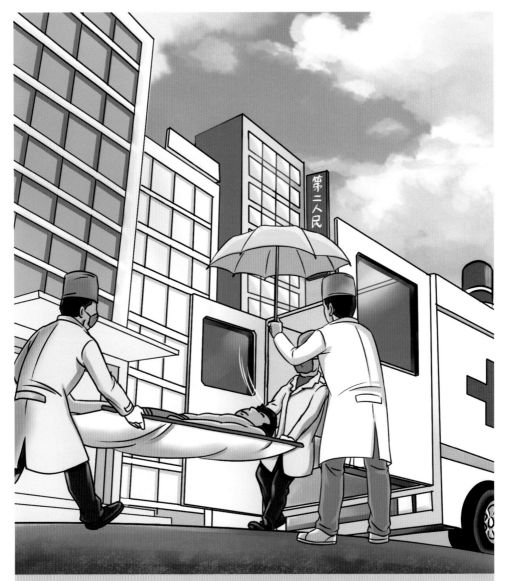

◉ **及时医学救助**

　　轻症中暑人员经过一段时间休息后,若症状不减反增,应及时就医。

　　对已有昏迷、高热、抽搐等症状的重症中暑者,必须立即拨打急救电话,将中暑人员及时送往附近的医院进行抢救。运送过程中,需注意为中暑者遮阳,并使用冰袋等措施为中暑人员降温。

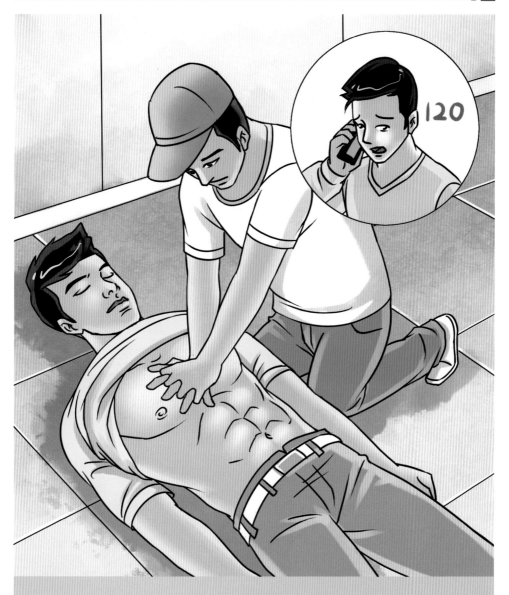

　　在等待救援期间,应使中暑者平卧,头向后仰,以保持呼吸畅通。

　　若中暑者出现心跳、呼吸停止,应立即行心肺复苏术,同时大声向周围呼救,请其他人拨打急救电话。

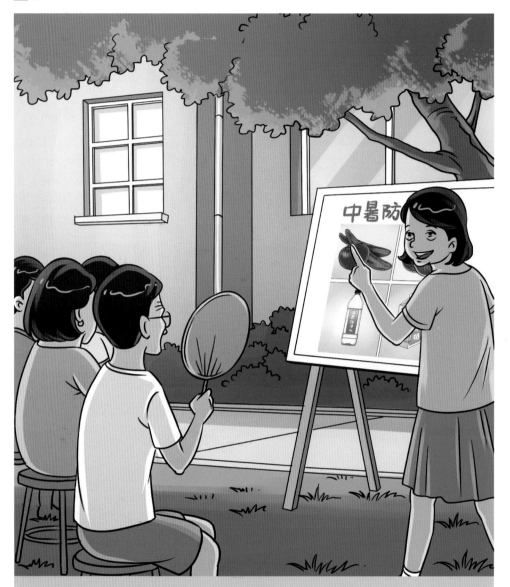

◉ **加强中暑演练**

学校、社区、单位组织进行中暑演练,学习掌握基础的中暑急救方法。

通过防中暑安全演练,提高相关人员在炎热季节的自我防护能力,让他们了解中暑的预防、症状和处理措施,以便在突发情况下能够快速反应及应对,把事故损失降到最低,保证人员生命安全。

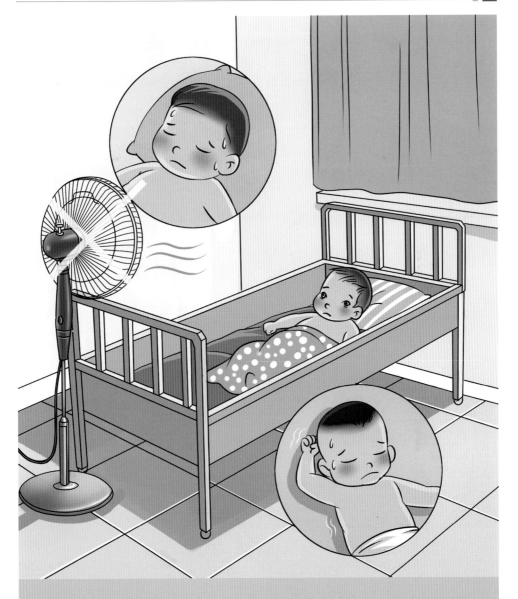

◉ **婴幼儿中暑的观察**

婴幼儿不会说话或表达不清,遇到以下表现,家长应提高警惕:①体温达39~40℃,出冷汗、皮肤湿冷;②皮肤发红、发烫,并且干燥无汗;③宝宝烦躁不安且哭闹,呼吸和脉搏加快,接着会显得很疲乏,甚至发生抽筋或昏迷;④较大的幼儿出现恶心、头晕,失去方向感,表现得昏昏沉沉,对外界反应迟钝。

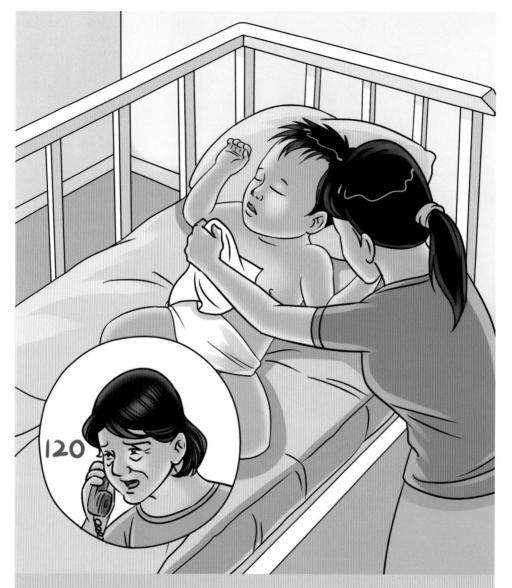

◉ 婴幼儿中暑的处理

（1）宝宝如有呕吐,应及时清理秽物,保持其呼吸道通畅。

（2）将宝宝转移到阴凉处,脱掉衣服,并用电扇或空调降低环境温度,并对其全身用冷湿毛巾擦拭。

（3）每隔 10~15 分钟给宝宝喂温度适宜的白开水,但不要给呕吐的宝宝饮水,以免加剧呕吐,频繁呕吐的宝宝应该尽快送医院就医。

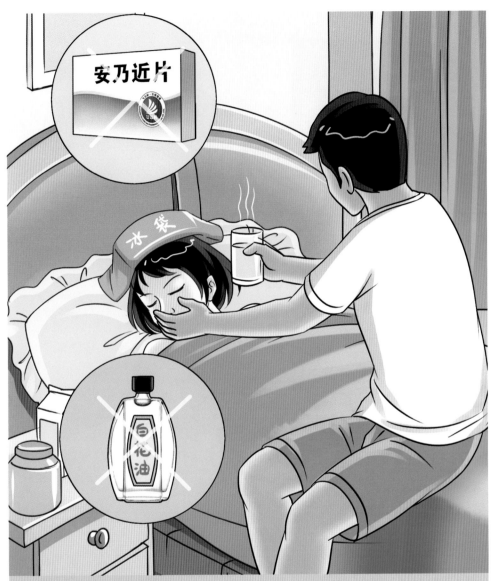

◉ **中暑急救错误做法**

（1）自行服食退热药（如对乙酰氨基酚、阿司匹林等）：如果用退热药来降温，身体对药物的代谢会加重身体的负担，使药物的不良反应更大。

（2）过度擦拭酒精：不仅会刺激皮肤，过量使用甚至可能导致酒精中毒。

（3）浸泡在冷水里：体表血管遇冷急速收缩后，可能诱发心脑血管急症。

（4）涂抹感觉清凉的外用成药（如万金油）：油性药剂不利于散热。

（5）过度使用冰袋：会导致血管收缩而无法顺利散热，当中暑者体温降至39℃后应停止使用冰袋。

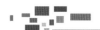

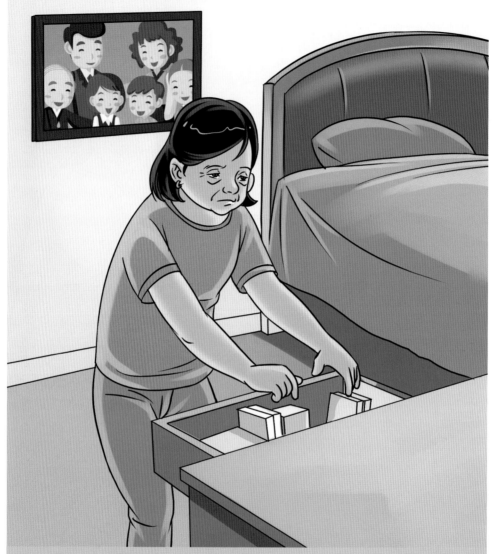

夏日,家中可常备以下几种防暑药物,以备不时之需。

清凉油:能提神醒脑,给人以凉爽、舒适之感。

藿香正气水:能散热解暑、解毒辟秽。主治中暑、腹痛泄泻、痢疾等症。

仁丹:具有开窍安神、清热祛暑、解毒辟秽之功效。

六一散:主治夏日中暑、身热心烦、口渴、小便黄少或灼热。

十滴水:适用于夏日中暑、头昏头痛、恶心呕吐、腹胀腹泻患者。

风油精:能清暑解毒,利湿除烦,镇痛驱风。

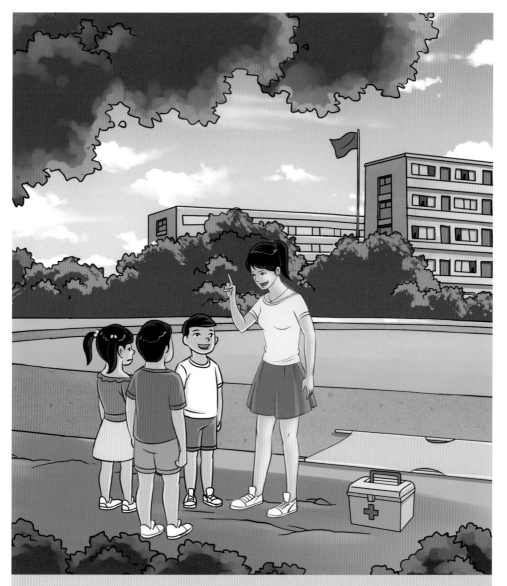

　　中暑是一种可能威胁生命的急性病症,若不给予迅速有力的治疗,将可能引起永久性伤害,甚至是死亡。因此,我们应充分了解高温中暑的相关知识,做到早预防、早治疗,把高温中暑可能造成的人身健康损失和社会经济损失降至最低程度。